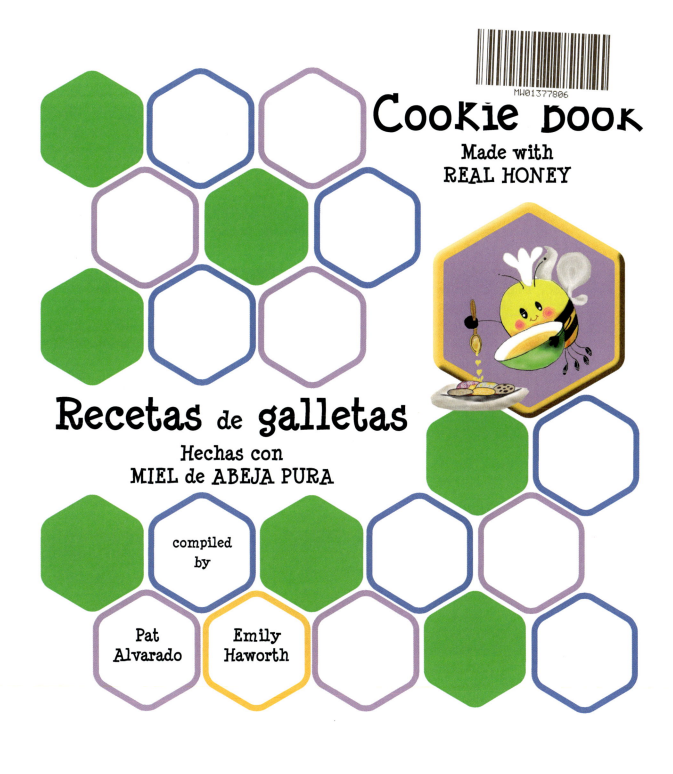

Cookie book
Made with REAL HONEY

Recetas de galletas
Hechas con MIEL de ABEJA PURA

compiled by

Pat Alvarado

Emily Haworth

Copyright © 2016, Patricia Veazey Alvarado and Emily Haworth
© Cover art by Andrea Saroya
© Honeybee photograph by Plinio Montenegro
© Beekeeper and hive photographs by Paul J. Partridge
© Recipe photographs by Pat Alvarado
All rights reserved

641.86
AL76   Alvarado, Patricia
       Cookie Book = Recetas de galletas : made with real honey = hechas con miel de abeja pura / Patricia Alvarado ; compilador Emily Haworth. -- Panamá : Piggy Press, 2016.
       40p. ; il.; 21 cm.

       ISBN 978-9962-57-000-4 (Tapa Suave)

       1. POSTRES   I. Título.

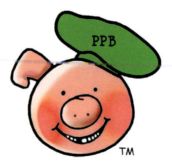

Piggy Press Books
www.piggypress.com

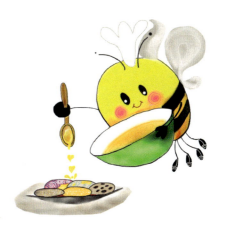

Honey is sticky, runny and sweet, and it makes you feel great. It gives you the energy to jump up-and-down all day long. Eating healthy should be fun, so eat a cookie and RUN!

La miel es pegajosa, líquida y dulce, y te hace sentir bien. Te da la energía para saltar todo el día. Comer saludable debe ser divertido, así que cómete una galleta y ¡ARRANCA!

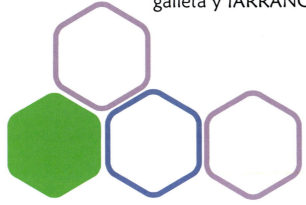

A Honey Bee ~ Una abeja
Apis mellifera

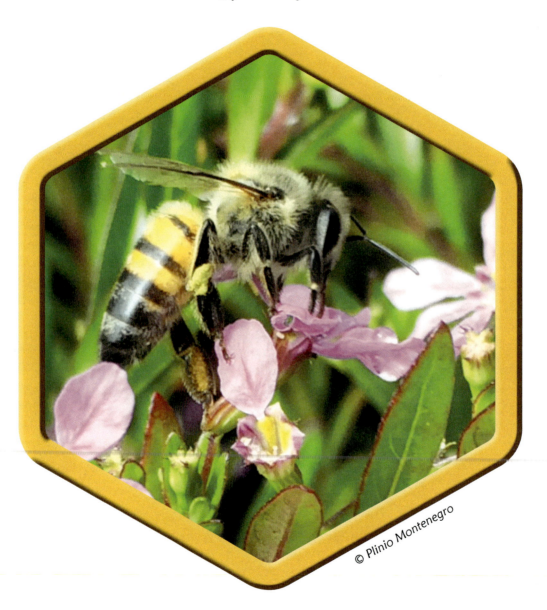

© Plinio Montenegro

Contents

Kitchen Rules	6
Measurements	8
Basic Cookies	10
Apple-Cinnamon	12
Banana	14
Brownies	16
Butter	18
Coconut	20
Ginger	22
Granola	24
Lemon	26
Nuts & Chips	28
Oatmeal	30
Peanut Butter Balls	32
Rosemary	34
The Honey Makers	36
The Beekeeper	37
The Baker	38

Índice

Reglas de la cocina	7
Medidas	9
Galletas sencillas	11
Manzana y canela	13
Banano	15
Brownies	17
Mantequilla	19
Coco	21
Jengibre	23
Granola	25
Limón	27
Nueces y chispas	29
Avena	31
Bolitas de maní	33
Romero	35
Los fabricantes de miel	36
La apicultora	37
La pastelera	38

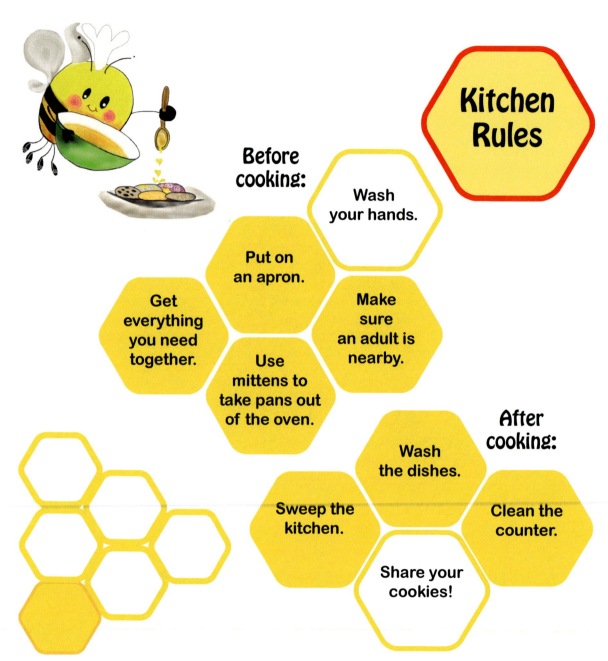

Kitchen Rules

Before cooking:
- Wash your hands.
- Put on an apron.
- Get everything you need together.
- Use mittens to take pans out of the oven.
- Make sure an adult is nearby.

After cooking:
- Wash the dishes.
- Sweep the kitchen.
- Clean the counter.
- Share your cookies!

Reglas de la cocina

Antes de cocinar:

- Lávate las manos.
- Pónte un delantal.
- Consigue todo lo que necesitas juntos.
- Usa guantes para remover moldes del horno.
- Asegúrate de que hay un adulto cerca.

Después de cocinar:

- Lava los platos.
- Limpia el mostrador.
- Barre la cocina.
- ¡Comparte tus galletas!

MEASUREMENTS
English ~ Metric

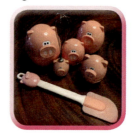

OVEN TEMPERATURE

°F	°C	GAS MARK
275	140	1
300	150	2
325	165	3
350	180	4
375	190	5
400	200	6
425	220	7
450	230	8

BUTTER

⅛ cup	30 g	
¼ cup	55 g	½ stick
⅓ cup	75 g	
½ cup	115 g	1 stick
⅔ cup	150 g	
¾ cup	170 g	
1 cup	225 g	2 sticks

WEIGHT

½ cup	115 g	4 oz	¼ lb
1 cup	230 g	8 oz	½ lb
1½ cups	340 g	12 oz	¾ lb
2 cups	450 g	16 oz	1 lb
4 cups	900 g	32 oz	2 lbs
6 cups	1.3 kg	48 oz	3 lbs

DRY

1 teaspoon	5 g
1 tablespoon	15 g
1 oz	28 g
1 cup flour	150 g
1 cup caster sugar	225 g
1 cup icing sugar	115 g
1 cup brown sugar	180 g

LIQUID

1 teaspoon	6 mL
1 tablespoon	15 mL
⅛ cup	30 mL
¼ cup	60 mL
½ cup	120 mL
¾ cup	180 mL
1 cup	240 mL

LINEAR

½"	1.3 cm
¾"	1.9 cm
1"	2.5 cm
2"	5 cm
3"	7.5 cm

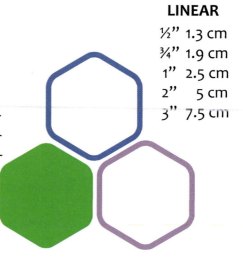

MEDIDAS
Inglesas ~ Métricas

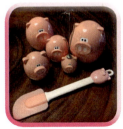

TEMPERATURA del HORNO

°F	°C	Marca de gas
275	140	1
300	150	2
325	165	3
350	180	4
375	190	5
400	200	6
425	220	7
450	230	8

MANTEQUILLA

⅛ taza	30 g	
¼ taza	55 g	½ barra
⅓ taza	75 g	
½ taza	115 g	1 barra
⅔ taza	150 g	
¾ taza	170 g	
1 taza	225 g	2 barras

PESO

115 g	4 oz	¼ lb	½ taza
230 g	8 oz	½ lb	1 taza
340 g	12 oz	¾ lb	1½ tazas
450 g	16 oz	1 lb	2 tazas
900 g	32 oz	2 lbs	4 tazas
1.3 kg	48 oz	3 lbs	6 tazas

SECO

1 cucharadita	5 g
1 cucharada	15 g
1 oz	28 g
1 taza harina	150 g
1 taza azúcar glas	225 g
1 taza azúcar en polvo	115 g
1 taza azúcar moreno	180 g

LÍQUIDO

1 cucharadita	6 mL
1 cucharada	15 mL
⅛ taza	30 mL
¼ taza	60 mL
½ taza	120 mL
¾ taza	180 mL
1 taza	240 mL

LINEAL

½"	1.3 cm
¾"	1.9 cm
1"	2.5 cm
2"	5 cm
3"	7.5 cm

BASIC COOKIES*
Makes about 2 dozen

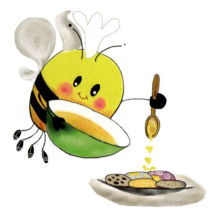

Ingredientes:
- ½ cup ~ 115 g butter, softened
- ¾ cup ~ 180 mL honey
- 1 teaspoon vanilla
- 2 cups ~ 300 g flour
- ½ teaspoon baking soda

Procedimiento:
1. Preheat the oven to 350ºF ~ 180ºC.
2. Lightly grease a cookie sheet.
3. In a medium bowl, blend the butter, the honey and the vanilla.
4. In another bowl, combine the flour and the baking soda.
5. Gradually add the flour mixture to the honey mixture.
6. Roll into small balls between the palms and flatten slightly.
7. Place on the cookie sheet about 2" ~ 5 cm apart.
8. Bake for 15 minutes.
9. Remove from the oven. Let the cookies cool for a minute.
10. Use a spatula to lift from the pan.
11. Arrange the cookies on a plate.

*Many of the recipes share common ingredients. Don't be afraid to add a few things to your taste. However, write down what you have changed to remember it the next time you bake.

GALLETAS SENCILLAS*
Rinde 2 docenas

Ingredientes:
- ½ taza ~ 115 g de mantequilla ablandada
- ¾ taza ~ 180 mL de miel de abeja
- 1 cucharadita de vainilla
- 2 tazas ~ 300 g de harina
- ½ cucharadita de bicarbonato de sodio

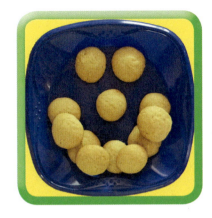

Procedimiento:
1. Precalentar el horno a 350ºF ~ 180ºC.
2. Engrasar ligeramente la bandeja de horno.
3. En un bol mediano, mezclar la mantequilla, la miel de abeja y la vainilla.
4. En otro bol, combinar la harina y el bicarbonato de sodio.
5. Agregar poco a poco la mezcla de harina a la mezcla de miel.
6. Formar bolitas entre las palmas de las manos y aplanar ligeramente.
7. Colocar en la bandeja a unos 2" ~ 5 cm de distancia.
8. Hornear durante 15 minutos.
9. Retirar del horno. Dejar enfriar las galletas por un minuto.
10. Usar una espátula para retirarlas de la bandeja.
11. Acomodar las galletas en un plato.

*Muchas de las recetas comparten ingredientes comunes. No tengas miedo de introducir algunas cosas a tu gusto. Sin embargo, escribe lo que has cambiado para recordar la próxima vez que la prepares.

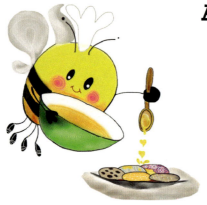

APPLE-CINNAMON
Makes about 2 dozen

Ingredients:
- ½ cup ~ 115 g butter, softened
- ½ cup ~ 120 mL honey
- 1 teaspoon vanilla
- 2 cups ~ 300 g flour
- 1 teaspoon baking powder
- 1 teaspoon cinnamon
- ¾ cup ~ 290 g apples, peeled and chopped fine

Procedure:
1. Pre-heat the oven to 375ºF ~ 190ºC.
2. Lightly grease the cookie sheet.
3. In a medium bowl, cream the butter, the honey and the vanilla.
4. In another bowl, mix the flour, baking powder and cinnamon.
5. Gradually add the flour mixture to the creamed mixture.
6. Stir in the apples.
7. Drop by teaspoonfuls onto the cookie sheet, about 2" ~ 5 cm apart.
8. Bake for 15 minutes.
9. Remove from the oven. Let the cookies cool for a minute.
10. Use a spatula to lift from the pan.
11. Arrange the cookies on a plate.

MANZANA y CANELA
Rinde 2 docenas

Ingredientes:
- ½ taza ~ 115 g de mantequilla ablandada
- ½ taza ~ 120 mL de miel de abeja
- 1 cucharadita de vainilla
- 2 tazas ~ 300 g de harina
- 1 cucharadita de polvo de hornear
- 1 cucharadita de canela
- ¾ taza ~ 290 g manzanas, peladas y picadas finamente

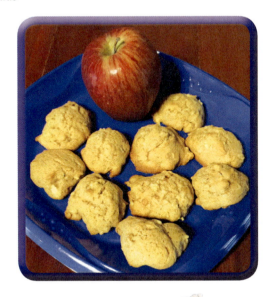

Procedimiento:
1. Precalentar el horno a 375ºF ~ 190ºC.
2. Engrasar ligeramente la bandeja de horno.
3. En un bol mediano, batir la mantequilla, la miel de abeja y la vainilla.
4. En otro bol, mezclar la harina, el polvo de hornear y la canela.
5. Agregar poco a poco la mezcla de harina a la mezcla cremosa.
6. Incorporar las manzanas.
7. Colocar por cucharaditas sobre la bandeja, a unos 2" ~ 5 cm de distancia.
8. Hornear durante 15 minutos.
9. Retirar del horno. Dejar enfriar las galletas por un minuto.
10. Usar una espátula para retirarlas de la bandeja.
11. Acomodar las galletas en un plato.

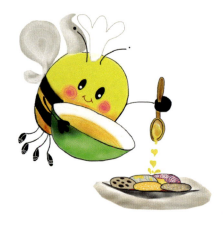

BANANA
Makes about 2 dozen

Ingredients:
- ½ cup ~ 115 g butter, softened
- ¾ cup ~ 180 mL honey
- 1 teaspoon vanilla
- 2 cups ~ 300 g flour
- 1 teaspoon cinnamon
- 1 teaspoon baking powder
- ¾ cup ~ 290 g mashed bananas
- ¾ cup ~ 290 g nuts, chopped

Procedure:
1. Pre-heat the oven to 375ºF ~ 190ºC.
2. Lightly grease the cookie sheet.
3. In a medium bowl, cream the butter, the honey and the vanilla.
4. In a separate bowl, mix the flour, cinnamon and baking powder.
5. Gradually add the flour mixture to the creamed mixture.
6. Stir in the bananas and the nuts.
7. Drop by teaspoonfuls onto the cookie sheet, about 2" ~ 5 cm apart.
8. Bake for 15 minutes.
9. Remove from the oven. Let the cookies cool for a minute.
10. Use a spatula to lift from the pan.
11. Arrange the cookies on a plate.

Banano
Rinde 2 docenas

Ingredientes:

- ½ taza ~ 115 g de mantequilla ablandada
- ¾ taza ~ 180 mL de miel de abeja
- 1 cucharadita de vainilla
- 2 tazas ~ 300 g de harina
- 1 cucharadita de canela
- 1 cucharadita de polvo de hornear
- ¾ taza ~ 290 g de puré de banano
- ¾ taza ~ 290 g de nueces molidas

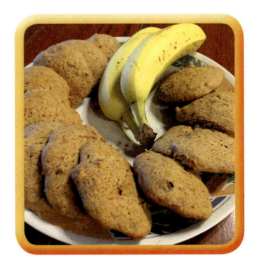

Procedimiento:

1. Precalentar el horno a 375ºF ~ 190ºC.
2. Engrasar ligeramente la bandeja de horno.
3. En un bol mediano, batir la mantequilla, la miel de abeja y la vainilla.
4. En otro bol, mezclar la harina, la canela y el polvo de hornear.
5. Agregar poco a poco la mezcla de harina a la mezcla cremosa.
6. Incorporar el puré de banano y las nueces.
7. Colocar por cucharaditas sobre la bandeja, a unos 2" ~ 5 cm de distancia.
8. Hornear durante 15 minutos.
9. Retirar del horno. Dejar enfriar las galletas por un minuto.
10. Usar una espátula para retirarlas de la bandeja.
11. Acomodar las galletas en un plato.

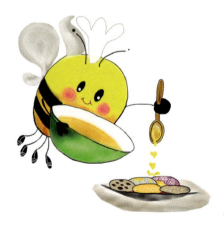

BROWNIES
Makes about 18 brownies

Ingredients:
- 10 tablespoons coconut oil
- 1 cup ~ 240 mL honey
- 1 teaspoon vanilla
- 1 cup ~ 150 g flour
- ¾ cup ~ 290 g cocoa powder
- ¼ teaspoon baking soda
- ½ cup ~ 115 g chopped nuts

Procedure:
1. Pre-heat the oven to 350ºF ~ 180ºC.
2. Lightly grease a square baking pan, 8" x 8" ~ 20 cm x 20 cm.
3. In a medium bowl, cream the oil, the honey and the vanilla.
4. In another bowl, mix the flour, the cocoa powder and the baking powder.
5. Gradually add the flour mixture to the creamed mixture.
6. Stir in the nuts.
7. Spoon the dough into the baking pan and spread evenly.
8. Bake for 18 – 20 minutes.
9. Remove from the oven. Let the brownies cool for a minute.
10. Cut into small squares.*
11. Use a spatula to lift from the pan.
12. Arrange the brownies on a plate.

*Remember to always ask an adult for help when you use any kind of knife.

BROWNIES
Rinde 18 brownies

Ingredientes:
- 10 cucharadas de aceite de coco
- 1 taza ~ 240 mL de miel de abeja
- 1 cucharadita de vainilla
- 1 cup ~ 150 g de harina
- ¾ taza ~ 290 g de cacao en polvo
- ¼ cucharadita de bicarbonato de sodio
- ½ taza ~ 115 g de nueces molidas

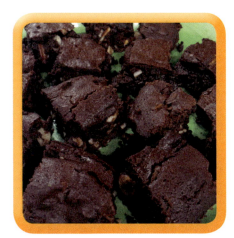

Procedimiento:
1. Precalentar el horno a 350ºF ~ 180ºC.
2. Engrasar ligeramente un molde para hornear cuadrado, 8" x 8" ~ 20 cm x 20 cm.
3. En un bol mediano, batir el aceite de coco, la miel de abeja y la vainilla.
4. En otro bol, mezclar la harina, el cacao en polvo y el bicarbonato de sodio.
5. Agregar poco a poco la mezcla de harina a la mezcla cremosa.
6. Incorporar las nueces.
7. Vertir la mezcla en el molde y distribuir uniformemente.
8. Hornear durante 18 – 20 minutos.
9. Retirar del horno. Dejarlo enfriar durante un minuto.
10. Cortar en cuadrados pequeños.*
11. Usar una espátula para retirarlas los cuadrados del molde.
12. Acomodar los brownies en un plato.

*Recuerda siempre de pedir ayuda de un adulto al usar cualquier tipo de cuchillo.

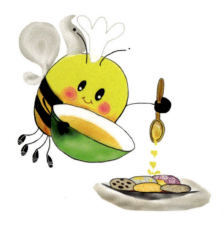

BUTTER
Makes about 2 dozen

Ingredients:
- ½ cup ~ 115 g butter, softened
- 1 cup ~ 175 g brown sugar
- ½ cup ~ 120 mL honey
- 1 teaspoon vanilla
- 1 ½ cups ~ 225 g flour
- ½ teaspoon baking soda

Procedure:
1. Pre-heat the oven to 350ºF ~ 180ºC.
2. Lightly grease a cookie sheet.
3. In a medium bowl, blend the butter and the sugar.
4. Then beat in the honey and the vanilla.
5. In another bowl, mix the flour and the baking soda.
6. Add the flour mixture to the honey mixture. Stir till smooth.
7. Roll into small balls between the palms and flatten slightly.
8. Place on the cookie sheet about 2" ~ 5 cm apart.
9. Bake for 15 minutes.
10. Remove from the oven. Let the cookies cool for a minute.
11. Use a spatula to lift from the pan.
12. Arrange the cookies on a plate.

COCO
Rinde 2 docenas

Ingredientes:
- 4 cucharadas de aceite de coco
- ¾ taza ~ 180 mL de miel de abeja
- 1 cucharadita de vainilla
- 2 tazas ~ 300 g de harina
- ½ cucharadita de polvo de hornear
- ½ cucharadita de canela
- ½ taza ~ 115 g de nueces molidas

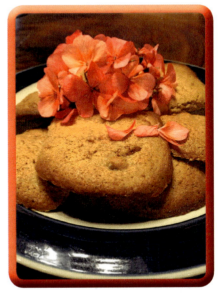

Procedimiento:
1. Precalentar el horno a 350ºF ~ 180ºC.
2. Engrasar ligeramente una bandeja de horno.
3. En un bol mediano, batir el aceite de coco, la miel de abeja y la vainilla.
4. En otro bol, mezclar la harina, el polvo de hornear y la canela.
5. Agregar poco a poco la mezcla de harina a la mezcla cremosa.
6. Incorporar las nueces. Mezclar bien.
7. Colocar por cucharaditas en la bandeja, a unos 2" ~ 5 cm de distancia.
8. Hornear durante 8 – 10 minutes.
9. Retirar del horno y dejar enfriar las galletas por un minuto.
10. Usar una espátula para retirarlas de la bandeja.
11. Acomodar las galletas en un plato.

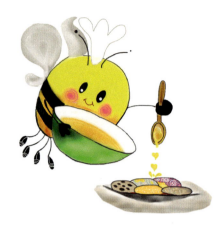

GINGER
Makes about 3 dozen

Ingredients:
- ½ cup ~ 115 g butter, softened
- 1 cup ~ 240 mL honey
- 1 teaspoon vanilla
- 1 teaspoon baking soda
- 2 cups ~ 300 g flour
- 2 teaspoons ground ginger

Procedure:
1. Pre-heat the oven to 350ºF ~ 180ºC.
2. Lightly grease a cookie sheet.
3. In a medium bowl, cream together the butter, the honey and the vanilla.
4. In another bowl, mix together the flour, baking soda and ginger.
5. Slowly add the flour mixture to the honey mixture. Mix well.
6. Drop by teaspoonfuls onto the cookie sheet, about 2" ~ 5 cm apart.
7. Bake for 12 – 15 minutes, until golden.
8. Remove from the oven and let the cookies cool for a minute.
9. Use a spatula to lift from the pan.
10. Arrange the cookies on a plate.

JENGIBRE
Rinde 3 docenas

Ingredientes:
- ½ taza ~ 115 g de mantequilla ablandada
- 1 taza ~ 240 mL de miel de abeja
- 1 cucharadita de vainilla
- 1 cucharadita de bicarbonato de sodio
- 2 tazas ~ 300 g de harina
- 2 cucharaditas de jengibre molido

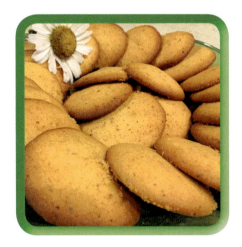

Procedimiento:
1. Precalentar el horno a 350ºF ~ 180ºC.
2. Engrasar ligeramente una bandeja de horno.
3. En un bol mediano, batir la mantequilla, la miel de abeja y la vainilla.
4. En otro bol, mezclar la harina, el bicarbonato de sodio y el jengibre.
5. Poco a poco agregar la mezcla de harina a la mezcla de miel. Revolver bien.
6. Colocar por cucharaditas en la bandeja, a unos 2" ~ 5 cm de distancia.
7. Hornear durante 12 – 15 minutos, hasta que estén doradas.
8. Retirar del horno. Dejar enfriar las galletas por un minuto.
9. Usar una espátula para retirarlas de la bandeja.
10. Acomodar las galletas en un plato.

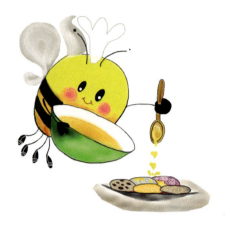

GRANOLA
Makes about 16 squares

Ingredients:
- 1 ½ cups ~ 340 g rolled oats
- 1 cup ~ 225 g almond butter
- ½ cup ~ 115 g sliced almonds
- ½ cup ~ 115 g chocolate chips
- ½ cup ~ 115 g raisins
- ½ cup ~ 120 mL honey
- ½ teaspoon cinnamon

Procedure:
1. In a medium bowl, combine the oats, almond butter, almonds, chocolate chips, raisins, honey and cinnamon. Mix well.
2. Line a square pan (8" x 8" ~ 20 cm x 20 cm) with waxed paper so that the paper comes up over the sides.
3. Spoon the mixture evenly into the pan.
4. Freeze for 45 minutes – 1 hour, until firm.
5. Gently lift the paper out of the pan and place it on a flat surface.
6. Cut into bite-size squares.*
7. Wrap the squares individually with waxed paper and store in the fridge or freezer.

*Remember to always ask an adult for help when you use any kind of knife.

NO BAKE!

GRANOLA
Rinde 16 prociones

Ingredientes:
- 1 ½ tazas ~ 340 g de avena
- 1 taza ~ 225 g de mantequilla de almendras
- ½ taza ~ 115 g de láminas de almendras
- ½ taza ~ 115 g de chips de chocolate
- ½ taza ~ 115 g de pasas
- ½ taza ~ 120 mL de miel de abeja
- ½ cucharadita de canela

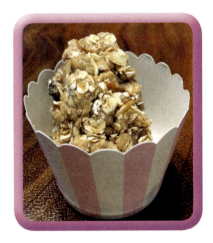

Procedimiento:
1. En un bol mediano, combinar la avena, la mantequilla de almendras, las almendras, los chips de chocolate, las pasas, la miel de abeja y la canela. Mezclar bien.
2. En una cacerola cuadrada (8" x 8" ~ 20 cm x 20 cm) colocar papel encerado. El papel debe salir por arriba de los lados.
3. Vertir la mezcla uniformemente en la cacerola.
4. Congelar durante 45 minutes – 1 hora, hasta que esté firme.
5. Con cuidado retirar el papel de la cacerola y colocarlo sobre una superficie plana.
6. Cortar en cuadrados tamaño bocado.*
7. Envolver las porciones con papel encerado y guardar en la nevera o en el congelador.

*Recuerda siempre de pedir ayuda de un adulto al usar cualquier tipo de cuchillo.

¡SIN COCCIÓN!

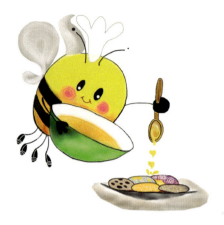

LEMON
Makes about 2 dozen

Ingredients:
- ½ cup ~ 115 g butter, softened
- ½ cup ~ 90 g brown sugar
- ½ cup ~ 120 mL honey
- 1 tablespoon lemon juice
- 2 cups ~ 300 g flour
- 1 teaspoon baking soda
- 1 teaspoon ground cinnamon

Procedure:
1. In a medium bowl, cream the butter, sugar, honey and lemon juice.
2. In another bowl, combine the flour, baking soda and cinnamon.
3. Gradually add the flour mixture to the honey mixture.
4. Roll into a log 12" ~ 30 cm in length and 2" ~ 5 cm in diameter. Wrap in waxed paper or aluminum foil.
5. Refrigerate 2 hours or until firm.
6. Pre-heat oven to 325ºF ~ 165ºC.
7. Unwrap and cut into ¾" ~ 2 cm slices.
8. Place 1" ~ 2.5 cm apart on an un-greased baking sheet.
9. Bake for 12 – 15 minutes, until golden brown.
10. Remove from the oven and let cool for a minute.
11. Use a spatula to lift the cookies from the pan.
12. Arrange the cookies on a plate.

LIMÓN
Rinde 2 docenas

Ingredientes:
- ½ taza ~ 115 g de mantequilla ablandada
- ½ taza ~ 90 g de azúcar moreno
- ½ taza ~ 120 mL de miel de abeja
- 1 cucharada de jugo de limón
- 2 tazas ~ 300 g de harina
- 1 cucharadita de bicarbonato de sodio
- 1 cucharadita de canela

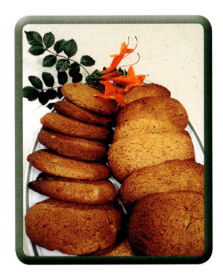

Procedimiento:
1. En un bol mediano, mezclar la mantequilla, el azúcar, la miel de abeja y el jugo de limón.
2. En otro bol, combinar la harina, el bicarbonato de sodio y la canela.
3. Incorporar poco a poco la mezcla de harina en la mezcla de miel.
4. Enrollar la masa en un cilíndro de 12" ~ 30 cm de largo y 2" ~ 5 cm de diámetro. Envolver en papel encerado o de alumínio.
5. Refrigerar durante 2 horas o hasta que esté firme.
6. Precalentar el horno a 325ºF ~ 165ºC.
7. Desenvolver y cortar en rodajas de ¾" ~ 2 cm.
8. Colocar a 1" ~ 2.5 cm de distancia en una bandeja sin grasa.
9. Hornear durante 12 – 15 minutos, hasta que estén doradas.
10. Retirar del horno y dejar enfriar un minuto.
11. Usar una espátula para retirarlas de la bandeja.
12. Acomodar las galletas en un plato.

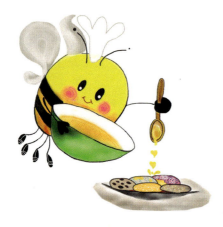

NUTS & CHIPS
Makes about 2 dozen

Ingredients:
- ½ cup ~ 115 g butter, softened
- ¾ cup ~ 180 mL honey
- 1 teaspoon vanilla
- 2 cups ~ 300 g flour
- 1 teaspoon baking soda
- ½ cup ~ 115 g chocolate chips
- ½ cup ~ 115 g nuts, chopped

Procedure:
1. Pre-heat the oven to 350ºF ~ 180ºC.
2. Lightly grease the cookie sheet.
3. In a medium bowl, blend the butter, the honey and the vanilla.
4. In another bowl, mix the flour, baking soda and cinnamon.
5. Add the flour mixture to the honey mixture.
6. Mix in the chocolate chips and the nuts. Stir well.
7. Drop by teaspoonfuls onto the cookie sheet, about 2" ~ 5 cm apart.
8. Bake for 15 minutes.
9. Remove from the oven. Let the cookies cool for a minute.
10. Use a spatula to lift from the pan.
11. Arrange the cookies on a plate.

NUECES y CHISPAS
Rinde 2 docenas

Ingredientes:
- ½ taza ~ 115 g de mantequilla ablandada
- ¾ taza ~ 180 mL de miel de abeja
- 1 cucharadita de vainilla
- 2 tazas ~ 300 g de harina
- 1 cucharadita de bicarbonato de sodio
- ½ taza ~ 115 g chispas de chocolate
- ½ taza ~ 115 g de nueces molidas

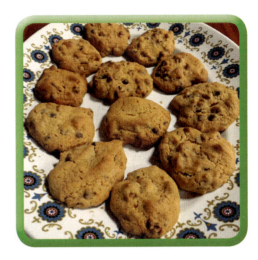

Procedimiento:
1. Precalentar el horno a 350ºF ~ 180ºC.
2. Engrasar ligeramente la bandeja de horno.
3. En un bol mediano, mezclar la mantequilla, la miel de abeja y la vainilla.
4. En otro bol, combinar la harina, el bicarbonato de sodio y la canela.
5. Incorporar la mezcla de harina en la mezcla de miel.
6. Mezclar las chispas de chocolate y las nueces. Revolver bien.
7. Colocar por cucharaditas en la bandeja a unos 2" ~ 5 cm de distancia.
8. Hornear durante 15 minutos.
9. Retirar del horno. Dejar enfriar las galletas por un minuto.
10. Usar una espátula para retirarlas de la bandeja.
11. Acomodar las galletas en un plato.

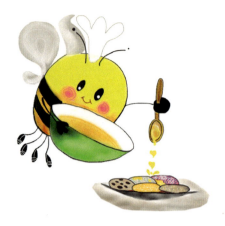

OATMEAL
Makes about 3 dozen

Ingredients:
- ½ cup ~ 115 g butter, softened
  ¾ cup ~ 180 mL honey
- 1 teaspoon vanilla
- 1 ½ cups ~ 340 g rolled oats
- 1 ½ cups ~ 225 g flour
- 1 teaspoon baking soda
- ½ teaspoon cinnamon
- 1 cup raisins

Procedure:
1. Pre-heat the oven to 350ºF ~ 180ºC.
2. Lightly grease a cookie sheet.
3. In a large bowl, blend the butter, the honey and the vanilla.
4. In another bowl, combine the oats, flour, baking soda and cinnamon.
5. Gradually add the oat mixture to the butter mixture. Then mix in the raisins. Stir well.
6. Drop by teaspoonfuls onto the cookie sheet about 2" ~ 5 cm apart.
7. Bake for 10 – 15 minutes.
8. Remove from the oven. Let the cookies cool for a minute.
9. Use a spatula to lift from the pan.
10. Arrange the cookies on a plate.

AVENA
Rinde 3 docenas

Ingredientes:
- ½ taza ~ 115 g de mantequilla ablandada
- ¾ taza ~ 180 mL de miel de abeja
- 1 cucharadita de vainilla
- 1 ½ tazas ~ 340 g de avena
- 1 ½ tazas ~ 225 g de harina
- 1 cucharadita de bicarbonato de sodio
- ½ cucharadita de canela
- 1 taza de pasas

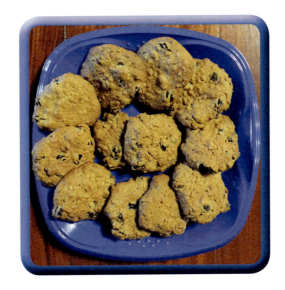

Procedimiento:
1. Precalentar el horno a 350ºF ~ 180ºC.
2. Engrasar ligeramente una bandeja de hornear.
3. En un bol grande, mezclar la mantequilla, la miel de abeja y la vainilla.
4. En otro bol, combinar la avena, la harina, el bicarbonato de sodio y la canela.
5. Incorporar poco a poco la mezcla de avena en la mezcla de mantequilla. Luego agregar las pasas. Mezclar bien.
6. Colocar por cucharaditas en la bandeja a unos 2" ~ 5 cm de distancia.
7. Hornear durante 10 – 15 minutos.
8. Retirar del horno. Dejar enfriar las galletas por un minuto.
9. Usar una espátula para retirarlas de la bandeja.
10. Acomodar las galletas en un plato.

PEANUT BUTTER BALLS
Makes about 12 balls

Ingredients:
- 1 cup ~ 230 g peanut butter, crunchy or smooth
- ½ cup ~ 115 g dry milk powder
- ¼ cup ~ 60 mL honey
- ¼ cup ~ 60 g raisins
- ¼ cup ~ 60 g chocolate chips
- ½ cup ~ 115 g Maria cookies, crushed smooth, or chopped nuts (If you use smooth peanut butter)

Procedure:
1. In a large bowl, mix the peanut butter, dry milk powder, honey, raisins and chocolate chips.
2. Roll into small balls between the palms of your hands.
3. Place crushed cracker crumbs or chopped nuts in a plate.
4. Roll the peanut butter balls around in the crumbs until coated.
5. Store in the fridge in a sealed container.

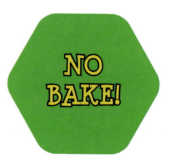

NO BAKE!

BOLITAS DE MANÍ
Rinde 12 bolitas

Ingredientes:
- 1 taza ~ 230 g de mantequilla de maní, con nueces o sin nueces
- ½ taza ~ 115 g de leche en polvo
- ¼ taza ~ 60 mL de miel de abeja
- ¼ taza ~ 60 g de pasas
- ¼ taza ~ 60 g de chispas de chocolate
- ½ taza ~ 115 g de galletas de Maria, trituradas, o nueces molidas (Si usa mantequilla de maní suave)

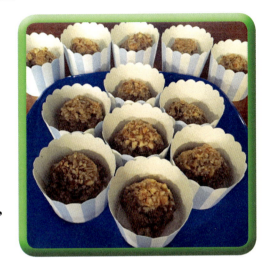

Procedimiento:
1. En un bol grande, mezclar la mantequilla de maní, la leche en polvo, la miel de abeja, las pasas y las chispas de chocolate.
2. Formar bolitas entre las palmas de las manos.
3. Espolvorear las migas de las galletas trituradas o las nueces molidas en un plato.
4. Untar las bolitas de maní en las migas hasta que estén cubiertas.
5. Guardar en la nevera en un contenedor tapado.

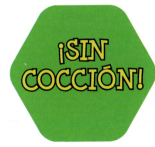

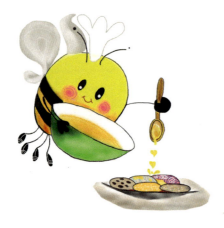

ROSEMARY
Makes about 3 dozen

Ingredients:
- ½ cup ~ 115 g butter, softened
- ¾ cup ~ 180 mL honey
- 1 tablespoon lemon juice
- 2 cups ~ 300 g flour
- 1 teaspoon baking soda
- 1 teaspoon ground cinnamon
- 2 teaspoons dried rosemary, crushed

Procedure:
1. Pre-heat oven to 325ºF ~ 165ºC.
2. Lightly grease a baking sheet.
3. In a bowl, cream the butter, the honey and the lemon juice.
4. In another bowl, combine the dry Ingredients.
5. Gradually add the dry mixture to the creamed mixture.
6. Drop by small teaspoonfuls 2" ~ 5 cm apart onto the baking sheet.
7. Bake for 12 – 15 minutes until lightly browned.
8. Remove from the oven and let the cookies cool for a minute.
9. Use a spatula to lift from the pan.
10. Arrange the cookies on a plate.

ROMERO
Rinde 3 docenas

Ingredientes:
- ½ taza ~ 115 g de mantequilla ablandada
- ¾ taza ~ 180 mL de miel de abeja
- 1 cucharada de jugo de limón
- 2 tazas ~ 300 g de harina
- 1 cucharadita de bicarbonato de sodio
- 1 cucharadita de canela
- 2 cucharaditas de romero seco, machacado

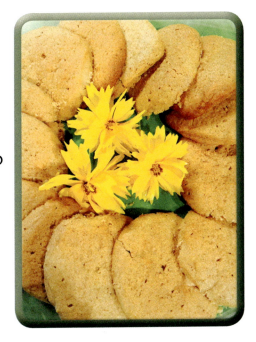

Procedimiento:
1. Precalentar el horno a 325ºF ~ 165ºC.
2. Engrasar ligeramente una bandeja de horno.
3. En un bol, mezclar la mantequilla, la miel de abeja y el jugo de limón.
4. En otro bol, combinar los ingredientes secos.
5. Incorporar poco a poco la mezcla seca en la mezcla cremosa.
6. Colocar por cucharaditas en la bandeja a unos 2" ~ 5 cm de distancia.
7. Hornear durante 12 – 15 minutos hasta que estén doradas.
8. Retirar del horno y dejar enfriar las galletas por un minuto.
9. Usar una espátula para retirarlas de la bandeja.
10. Acomodar las galletas en un plato.

The Honey Makers ~ Los fabricantes de miel

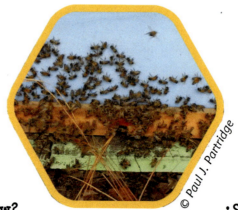
© Paul J. Partridge

Did you know?

- Bees are **pollinators**, and they can travel 145,000 kilometers on a 30-mL tank of honey. Now that's a lotta BUZZ!
- On a collection trip, honey bees visit 50 to 100 flowers and dance when they get home to tell everyone where the flowers are.
- Honey is the ONLY food that includes all the substances necessary to sustain life. It's natural and pure, and a great energy booster. It enhances the flavor in foods, so many people prefer to use it as a sweetener.

¿Sabías qué?

- Las abejas son **polinizadores** y que pueden viajar 145.000 kilómetros con un tanque 30 mL de miel. ¡Eso sí que es un ZUMBIDO!
- En un viaje de recolección, las abejas visitan alrededor de 50 a 100 flores y cuando llegan a casa bailan para decirle a todas donde se encuentran las flores.
- La miel es el ÚNICO alimento que incluye todas las sustancias necesarias para mantener la vida. Es natural y puro, y un refuerzo de gran energía. Realza el sabor de los alimentos, por lo que muchas personas prefieren utilizarla como endulzante.

The Beekeeper ~ La apicultora

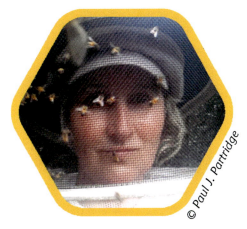

Emily Haworth is beekeeper with a bee farm in the small town of Boquete in the hills of Western Panama. At her farm, they extract and make honey under the brand **Miel Boqueteña™**. There you can buy honey and take a Bee and Honey Tour to taste their large selection of honey and learn more about their pollinators.

For more information about Miel Boqueteña:
Visit: Boquetebees.com
or email them: mielboquetena@gmail.com

Emily Haworth es apicultora con una finca de abejas en el pequeño pueblo de Boquete, en las colinas del oeste de Panamá. En su finca, extraen y fabrican la miel bajo la marca **Miel Boqueteña™**. Ahí se puede comprar la miel y tomar el Tour de Abeja y Miel para degustar de su amplia selección de miel y aprender más acerca de sus polinizadores.

Para mayor información sobre Miel Boqueteña:
Visita: Boquetebees.com
o envía un correo electrónico: mielboquetena@gmail.com

The Baker ~ La pastelera

Pat Alvarado is a native of Abbeville, Louisiana, USA, where swamps and bayous reign and there is a recipe for everything! Now she resides in Panama, the tropical paradise, where she continues to witness Nature's bountiful goodness, but she knows that a cookie doesn't have to be perfect to taste wonderful.

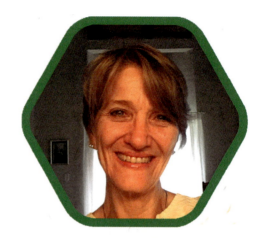

Pat Alvarado es oriunda de Abbeville, Luisiana, EEUU, donde reinan los pantanos y los bayous y hay una receta para todo. Ahora reside en Panamá, el paraíso tropical, donde ella sigue siendo testigo de la inmensa bondad de la naturaleza, pero sabe que una galleta no tiene que ser perfecta para tener un sabor delicioso.

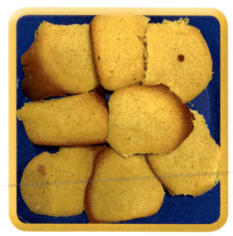

For more information on bees and honey.
Para mayor información sobre abejas y la miel.

www.buzzaboutbees.net
www.bee-magic.com/beefacts.aspx
www.defendersblog.org/2015/02/bee-not-bee/
www.sciencekids.co.nz/videos/animals/bees.html
http://www.benefits-of-honey.com/

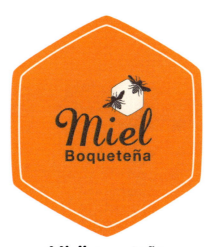

Mielboqueteña
www.Boquetebees.com

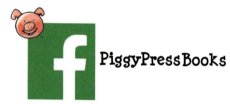

PiggyPressBooks

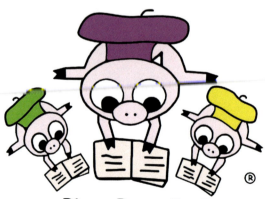

Piggy Press Books
www.piggypress.com

Made in the USA
Lexington, KY
30 October 2019

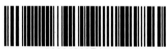